Libro de registro de la manga gástrica

Este libro pertenece a:

Este libro le ayudará a realizar un seguimiento de su dieta diaria, sus emociones, la ingesta de vitaminas y suplementos, los patrones de sueño, la ingesta de proteínas, el consumo de agua y mucho más.

Libro de registro de la manga gástrica

Fecha :   /   /

Peso

Consumo de agua

1 Taza = 8 OZ

Medicamentos/suplementos

	bajo	medio	alto
Calidad del sueño	○	○	○
Nivel de energía	○	○	○
Nivel de actividad	○	○	○

Mi estado de ánimo   mal · normal · bien

○○○○○○○○○

Ejercicio

Notas, objetivos, acontecimientos diarios

Registro de alimentos

Alimentación	Tiempo	Inmediatamente	Después de 1 hora	Después de 3 horas

Realice un seguimiento de su dieta, estado de ánimo, comidas, calorías, medicamentos/suplementos, ejercicio, peso y cirugía de bypass gástrico.

Libro de registro de la manga gástrica

Fecha : / /

Peso

Consumo de agua

1 Taza = 8 OZ

Medicamentos/suplementos

	bajo	medio	alto
Calidad del sueño	○	○	○
Nivel de energía	○	○	○
Nivel de actividad	○	○	○

Mi estado de ánimo

mal — normal — bien

Ejercicio

Notas, objetivos, acontecimientos diarios

Registro de alimentos

Alimentación	Tiempo	Inmediatamente	Después de 1 hora	Después de 3 horas

Realice un seguimiento de su dieta, estado de ánimo, comidas, calorías, medicamentos/suplementos, ejercicio, peso y cirugía de bypass gástrico.

Libro de registro de la manga gástrica

Fecha : / /

Peso

Consumo de agua

1 Taza = 8 OZ

Medicamentos/suplementos

	bajo	medio	alto
Calidad del sueño	○	○	○
Nivel de energía	○	○	○
Nivel de actividad	○	○	○

Mi estado de ánimo mal — normal — bien
○○○○○○○○○

Ejercicio

Notas, objetivos, acontecimientos diarios

Registro de alimentos

Alimentación	Tiempo	Inmediatamente	Después de 1 hora	Después de 3 horas

Realice un seguimiento de su dieta, estado de ánimo, comidas, calorías,medicamentos/suplementos, ejercicio, peso y cirugía de bypass gástrico.

Libro de registro de la manga gástrica

Fecha :   / /

Peso

Consumo de agua

1 Taza = 8 OZ

Medicamentos/suplementos

	bajo	medio	alto
Calidad del sueño	○	○	○
Nivel de energía	○	○	○
Nivel de actividad	○	○	○

Mi estado de ánimo   mal ··· normal ··· bien   ○○○○○○○○○

Ejercicio

Notas, objetivos, acontecimientos diarios

Registro de alimentos

Alimentación	Tiempo	Inmediatamente	Después de 1 hora	Después de 3 horas

Realice un seguimiento de su dieta, estado de ánimo, comidas, calorías, medicamentos/suplementos, ejercicio, peso y cirugía de bypass gástrico.

Libro de registro de la manga gástrica

Fecha : / /

Peso

Consumo de agua

1 Taza = 8 OZ

Medicamentos/suplementos

	bajo	medio	alto
Calidad del sueño	○	○	○
Nivel de energía	○	○	○
Nivel de actividad	○	○	○

Mi estado de ánimo — mal · normal · bien
○○○○○○○○○

Ejercicio

Notas, objetivos, acontecimientos diarios

Registro de alimentos

Alimentación	Tiempo	Inmediatamente	Después de 1 hora	Después de 3 horas

Realice un seguimiento de su dieta, estado de ánimo, comidas, calorías, medicamentos/suplementos, ejercicio, peso y cirugía de bypass gástrico.

Libro de registro de la manga gástrica

Fecha : / /

Peso

Consumo de agua

1 Taza = 8 OZ

Medicamentos/suplementos

	bajo	medio	alto
Calidad del sueño	○	○	○
Nivel de energía	○	○	○
Nivel de actividad	○	○	○

Mi estado de ánimo mal normal bien ○○○○○○○○○

Ejercicio

Notas, objetivos, acontecimientos diarios

Registro de alimentos

Alimentación	Tiempo	Inmediatamente	Después de 1 hora	Después de 3 horas

Realice un seguimiento de su dieta, estado de ánimo, comidas, calorías,medicamentos/suplementos, ejercicio, peso y cirugía de bypass gástrico.

Libro de registro de la manga gástrica

Fecha :   /   /

Peso

Consumo de agua

1 Taza = 8 OZ

Medicamentos/suplementos

	bajo	medio	alto
Calidad del sueño	○	○	○
Nivel de energía	○	○	○
Nivel de actividad	○	○	○

Mi estado de ánimo   mal — normal — bien
○○○○○○○○○

Ejercicio

Notas, objetivos, acontecimientos diarios

Registro de alimentos

Alimentación	Tiempo	Inmediatamente	Después de 1 hora	Después de 3 horas

Realice un seguimiento de su dieta, estado de ánimo, comidas, calorías, medicamentos/suplementos, ejercicio, peso y cirugía de bypass gástrico.

Libro de registro de la manga gástrica

Fecha : / /

Peso

Consumo de agua

1 Taza = 8 OZ

Medicamentos/suplementos

	bajo	medio	alto
Calidad del sueño	○	○	○
Nivel de energía	○	○	○
Nivel de actividad	○	○	○

Mi estado de ánimo

mal — normal — bien

○○○○○○○○○

Ejercicio

Notas, objetivos, acontecimientos diarios

Registro de alimentos

Alimentación	Tiempo	Inmediatamente	Después de 1 hora	Después de 3 horas

Realice un seguimiento de su dieta, estado de ánimo, comidas, calorías, medicamentos/suplementos, ejercicio, peso y cirugía de bypass gástrico.

Libro de registro de la manga gástrica

Fecha :   / /

Peso

Consumo de agua

1 Taza = 8 OZ

Medicamentos/suplementos

	bajo	medio	alto
Calidad del sueño	○	○	○
Nivel de energía	○	○	○
Nivel de actividad	○	○	○

Mi estado de ánimo   mal   normal   bien
○○○○○○○○○

Ejercicio

Notas, objetivos, acontecimientos diarios

Registro de alimentos

Alimentación	Tiempo	Inmediatamente	Después de 1 hora	Después de 3 horas

Realice un seguimiento de su dieta, estado de ánimo, comidas, calorías, medicamentos/suplementos, ejercicio, peso y cirugía de bypass gástrico.

Libro de registro de la manga gástrica

Fecha :   /   /

Peso

Consumo de agua

1 Taza = 8 OZ

Medicamentos/suplementos

	bajo	medio	alto
Calidad del sueño	○	○	○
Nivel de energía	○	○	○
Nivel de actividad	○	○	○

Mi estado de ánimo

mal — normal — bien

○○○○○○○○○

Ejercicio

Notas, objetivos, acontecimientos diarios

Registro de alimentos

Alimentación	Tiempo	Inmediatamente	Después de 1 hora	Después de 3 horas

Realice un seguimiento de su dieta, estado de ánimo, comidas, calorías, medicamentos/suplementos, ejercicio, peso y cirugía de bypass gástrico.

Libro de registro de la manga gástrica

Fecha : / /

Peso

Consumo de agua

1 Taza = 8 OZ

Medicamentos/suplementos

	bajo	medio	alto
Calidad del sueño	○	○	○
Nivel de energía	○	○	○
Nivel de actividad	○	○	○

Mi estado de ánimo   mal — normal — bien   ○○○○○○○○○

Ejercicio

Notas, objetivos, acontecimientos diarios

Registro de alimentos

Alimentación	Tiempo	Inmediatamente	Después de 1 hora	Después de 3 horas

Realice un seguimiento de su dieta, estado de ánimo, comidas, calorías, medicamentos/suplementos, ejercicio, peso y cirugía de bypass gástrico.

Libro de registro de la manga gástrica

Fecha : / /

Peso

Consumo de agua

1 Taza = 8 OZ

Medicamentos/suplementos

	bajo	medio	alto
Calidad del sueño	○	○	○
Nivel de energía	○	○	○
Nivel de actividad	○	○	○

Mi estado de ánimo — mal · normal · bien

Ejercicio

Notas, objetivos, acontecimientos diarios

Registro de alimentos

Alimentación	Tiempo	Inmediatamente	Después de 1 hora	Después de 3 horas

Realice un seguimiento de su dieta, estado de ánimo, comidas, calorías, medicamentos/suplementos, ejercicio, peso y cirugía de bypass gástrico.

Libro de registro de la manga gástrica

Fecha : / /

Peso

Consumo de agua

1 Taza = 8 OZ

Medicamentos/suplementos

	bajo	medio	alto
Calidad del sueño	○	○	○
Nivel de energía	○	○	○
Nivel de actividad	○	○	○

Mi estado de ánimo mal — normal — bien ○○○○○○○○○

Ejercicio

Notas, objetivos, acontecimientos diarios

Registro de alimentos

Alimentación	Tiempo	Inmediatamente	Después de 1 hora	Después de 3 horas

*Realice un seguimiento de su dieta, estado de ánimo, comidas,
calorías, medicamentos/suplementos, ejercicio, peso y cirugía de bypass gástrico.*

Libro de registro de la manga gástrica

Fecha : / /

Peso

Consumo de agua

1 Taza = 8 OZ

Medicamentos/suplementos

	bajo	medio	alto
Calidad del sueño	○	○	○
Nivel de energía	○	○	○
Nivel de actividad	○	○	○

Mi estado de ánimo

mal — normal — bien

○○○○○○○○○

Ejercicio

Notas, objetivos, acontecimientos diarios

Registro de alimentos

Alimentación	Tiempo	Inmediatamente	Después de 1 hora	Después de 3 horas

Realice un seguimiento de su dieta, estado de ánimo, comidas, calorías, medicamentos/suplementos, ejercicio, peso y cirugía de bypass gástrico.

Libro de registro de la manga gástrica

Fecha :   /   /

Peso

Consumo de agua

1 Taza = 8 OZ

Medicamentos/suplementos

	bajo	medio	alto
Calidad del sueño	○	○	○
Nivel de energía	○	○	○
Nivel de actividad	○	○	○

Mi estado de ánimo   mal — normal — bien
○○○○○○○○○

Ejercicio

Notas, objetivos, acontecimientos diarios

Registro de alimentos

Alimentación	Tiempo	Inmediatamente	Después de 1 hora	Después de 3 horas

Realice un seguimiento de su dieta, estado de ánimo, comidas, calorías, medicamentos/suplementos, ejercicio, peso y cirugía de bypass gástrico.

Libro de registro de la manga gástrica

Fecha :   /   /

Peso

Consumo de agua

1 Taza = 8 OZ

Medicamentos/suplementos

	bajo	medio	alto
Calidad del sueño	○	○	○
Nivel de energía	○	○	○
Nivel de actividad	○	○	○

Mi estado de ánimo   mal — normal — bien   ○○○○○○○○○○

Ejercicio

Notas, objetivos, acontecimientos diarios

Registro de alimentos

Alimentación	Tiempo	Inmediatamente	Después de 1 hora	Después de 3 horas

Realice un seguimiento de su dieta, estado de ánimo, comidas, calorías, medicamentos/suplementos, ejercicio, peso y cirugía de bypass gástrico.

Libro de registro de la manga gástrica

Fecha :   / /

Peso

Medicamentos/suplementos

Consumo de agua

1 Taza = 8 OZ

	bajo	medio	alto
Calidad del sueño	○	○	○
Nivel de energía	○	○	○
Nivel de actividad	○	○	○

Mi estado de ánimo
mal   normal   bien
○○○○○○○○○

Ejercicio

Notas, objetivos, acontecimientos diarios

Registro de alimentos

Alimentación	Tiempo	Inmediatamente	Después de 1 hora	Después de 3 horas

Realice un seguimiento de su dieta, estado de ánimo, comidas, calorías, medicamentos/suplementos, ejercicio, peso y cirugía de bypass gástrico.

Libro de registro de la manga gástrica

Fecha : / /

Peso

Consumo de agua

1 Taza = 8 OZ

Medicamentos/suplementos

	bajo	medio	alto
Calidad del sueño	○	○	○
Nivel de energía	○	○	○
Nivel de actividad	○	○	○

Mi estado de ánimo mal   normal   bien
○○○○○○○○○

Ejercicio

Notas, objetivos, acontecimientos diarios

Registro de alimentos

Alimentación	Tiempo	Inmediatamente	Después de 1 hora	Después de 3 horas

Realice un seguimiento de su dieta, estado de ánimo, comidas, calorías, medicamentos/suplementos, ejercicio, peso y cirugía de bypass gástrico.

Libro de registro de la manga gástrica

Fecha :   / /

Peso

Consumo de agua

1 Taza = 8 OZ

Medicamentos/suplementos

	bajo	medio	alto
Calidad del sueño	○	○	○
Nivel de energía	○	○	○
Nivel de actividad	○	○	○

Mi estado de ánimo — mal · normal · bien

Ejercicio

Notas, objetivos, acontecimientos diarios

Registro de alimentos

Alimentación	Tiempo	Inmediatamente	Después de 1 hora	Después de 3 horas

Realice un seguimiento de su dieta, estado de ánimo, comidas, calorías, medicamentos/suplementos, ejercicio, peso y cirugía de bypass gástrico.

Libro de registro de la manga gástrica

Fecha :   /   /

Peso

Consumo de agua

1 Taza = 8 OZ

Medicamentos/suplementos

	bajo	medio	alto
Calidad del sueño	○	○	○
Nivel de energía	○	○	○
Nivel de actividad	○	○	○

Mi estado de ánimo   mal   normal   bien
○○○○○○○○○

Ejercicio

Notas, objetivos, acontecimientos diarios

Registro de alimentos

Alimentación	Tiempo	Inmediatamente	Después de 1 hora	Después de 3 horas

Realice un seguimiento de su dieta, estado de ánimo, comidas, calorías,medicamentos/suplementos, ejercicio, peso y cirugía de bypass gástrico.

Libro de registro de la manga gástrica

Fecha : / /

Peso

Consumo de agua

1 Taza = 8 OZ

Medicamentos/suplementos

	bajo	medio	alto
Calidad del sueño	○	○	○
Nivel de energía	○	○	○
Nivel de actividad	○	○	○

Mi estado de ánimo mal — normal — bien ○○○○○○○○○

Ejercicio

Notas, objetivos, acontecimientos diarios

Registro de alimentos

Alimentación	Tiempo	Inmediatamente	Después de 1 hora	Después de 3 horas

Realice un seguimiento de su dieta, estado de ánimo, comidas, calorías, medicamentos/suplementos, ejercicio, peso y cirugía de bypass gástrico.

Libro de registro de la manga gástrica

Fecha : / /

Peso

Consumo de agua

1 Taza = 8 OZ

Medicamentos/suplementos

	bajo	medio	alto
Calidad del sueño	○	○	○
Nivel de energía	○	○	○
Nivel de actividad	○	○	○

Mi estado de ánimo mal · normal · bien ○○○○○○○○○

Ejercicio

Notas, objetivos, acontecimientos diarios

Registro de alimentos

Alimentación	Tiempo	Inmediatamente	Después de 1 hora	Después de 3 horas

Realice un seguimiento de su dieta, estado de ánimo, comidas, calorías, medicamentos/suplementos, ejercicio, peso y cirugía de bypass gástrico.

Libro de registro de la manga gástrica

Fecha : / /

Peso

Consumo de agua

1 Taza = 8 OZ

Medicamentos/suplementos

	bajo	medio	alto
Calidad del sueño	○	○	○
Nivel de energía	○	○	○
Nivel de actividad	○	○	○

Mi estado de ánimo mal — normal — bien

○○○○○○○○○

Ejercicio

Notas, objetivos, acontecimientos diarios

Registro de alimentos

Alimentación	Tiempo	Inmediatamente	Después de 1 hora	Después de 3 horas

Realice un seguimiento de su dieta, estado de ánimo, comidas, calorías, medicamentos/suplementos, ejercicio, peso y cirugía de bypass gástrico.

Libro de registro de la manga gástrica

Fecha : / /

Peso

Consumo de agua

1 Taza = 8 OZ

Medicamentos/suplementos

	bajo	medio	alto
Calidad del sueño	○	○	○
Nivel de energía	○	○	○
Nivel de actividad	○	○	○

Mi estado de ánimo   mal — normal — bien

Ejercicio

Notas, objetivos, acontecimientos diarios

Registro de alimentos

Alimentación	Tiempo	Inmediatamente	Después de 1 hora	Después de 3 horas

Realice un seguimiento de su dieta, estado de ánimo, comidas, calorías, medicamentos/suplementos, ejercicio, peso y cirugía de bypass gástrico.

Libro de registro de la manga gástrica

Fecha : / /

Peso

Consumo de agua

1 Taza = 8 OZ

Medicamentos/suplementos

	bajo	medio	alto
Calidad del sueño	○	○	○
Nivel de energía	○	○	○
Nivel de actividad	○	○	○

Mi estado de ánimo

mal — normal — bien

○○○○○○○○○

Ejercicio

Notas, objetivos, acontecimientos diarios

Registro de alimentos

Alimentación	Tiempo	Inmediatamente	Después de 1 hora	Después de 3 horas

Realice un seguimiento de su dieta, estado de ánimo, comidas, calorías, medicamentos/suplementos, ejercicio, peso y cirugía de bypass gástrico.

Libro de registro de la manga gástrica

Fecha : / /

Peso

Consumo de agua

1 Taza = 8 OZ

Medicamentos/suplementos

	bajo	medio	alto
Calidad del sueño	○	○	○
Nivel de energía	○	○	○
Nivel de actividad	○	○	○

Mi estado de ánimo — mal · normal · bien

Ejercicio

Notas, objetivos, acontecimientos diarios

Registro de alimentos

Alimentación	Tiempo	Inmediatamente	Después de 1 hora	Después de 3 horas

Realice un seguimiento de su dieta, estado de ánimo, comidas, calorías, medicamentos/suplementos, ejercicio, peso y cirugía de bypass gástrico.

Libro de registro de la manga gástrica

Fecha :   /   /

Peso

Consumo de agua

1 Taza = 8 OZ

Medicamentos/suplementos

	bajo	medio	alto
Calidad del sueño	○	○	○
Nivel de energía	○	○	○
Nivel de actividad	○	○	○

Mi estado de ánimo   mal — normal — bien
○○○○○○○○○

Ejercicio

Notas, objetivos, acontecimientos diarios

Registro de alimentos

Alimentación	Tiempo	Inmediatamente	Después de 1 hora	Después de 3 horas

Realice un seguimiento de su dieta, estado de ánimo, comidas, calorías, medicamentos/suplementos, ejercicio, peso y cirugía de bypass gástrico.

Libro de registro de la manga gástrica

Fecha : / /

Peso

Consumo de agua

1 Taza = 8 OZ

Medicamentos/suplementos

	bajo	medio	alto
Calidad del sueño	○	○	○
Nivel de energía	○	○	○
Nivel de actividad	○	○	○

Mi estado de ánimo

mal — normal — bien

○○○○○○○○○

Ejercicio

Notas, objetivos, acontecimientos diarios

Registro de alimentos

Alimentación	Tiempo	Inmediatamente	Después de 1 hora	Después de 3 horas

Realice un seguimiento de su dieta, estado de ánimo, comidas, calorías, medicamentos/suplementos, ejercicio, peso y cirugía de bypass gástrico.

Libro de registro de la manga gástrica

Fecha : / /

Peso

Consumo de agua

1 Taza = 8 OZ

Medicamentos/suplementos

	bajo	medio	alto
Calidad del sueño	○	○	○
Nivel de energía	○	○	○
Nivel de actividad	○	○	○

Mi estado de ánimo

mal — normal — bien

Ejercicio

Notas, objetivos, acontecimientos diarios

Registro de alimentos

Alimentación	Tiempo	Inmediatamente	Después de 1 hora	Después de 3 horas

Realice un seguimiento de su dieta, estado de ánimo, comidas, calorías,medicamentos/suplementos, ejercicio, peso y cirugía de bypass gástrico.

Libro de registro de la manga gástrica

Fecha :   /   /

Peso

Consumo de agua

1 Taza = 8 OZ

Medicamentos/suplementos

	bajo	medio	alto
Calidad del sueño	○	○	○
Nivel de energía	○	○	○
Nivel de actividad	○	○	○

Mi estado de ánimo   mal — normal — bien   ○○○○○○○○○

Ejercicio

Notas, objetivos, acontecimientos diarios

Registro de alimentos

Alimentación	Tiempo	Inmediatamente	Después de 1 hora	Después de 3 horas

Realice un seguimiento de su dieta, estado de ánimo, comidas, calorías, medicamentos/suplementos, ejercicio, peso y cirugía de bypass gástrico.

Libro de registro de la manga gástrica

<table>
<tr><td>

Fecha :   /   /

Peso

</td><td colspan="3">

Medicamentos/suplementos

</td></tr>
</table>

Consumo de agua

1 Taza = 8 OZ

			bajo	medio	alto
Calidad del sueño			○	○	○
Nivel de energía			○	○	○
Nivel de actividad			○	○	○

Mi estado de ánimo

mal   normal   bien

○○○○○○○○○

Ejercicio

Notas, objetivos, acontecimientos diarios

Registro de alimentos

Alimentación	Tiempo	Inmediatamente	Después de 1 hora	Después de 3 horas

Realice un seguimiento de su dieta, estado de ánimo, comidas, calorías, medicamentos/suplementos, ejercicio, peso y cirugía de bypass gástrico.

Libro de registro de la manga gástrica

Fecha :   / /

Peso

Consumo de agua

1 Taza = 8 OZ

Medicamentos/suplementos

	bajo	medio	alto
Calidad del sueño	○	○	○
Nivel de energía	○	○	○
Nivel de actividad	○	○	○

Mi estado de ánimo   mal — normal — bien
○○○○○○○○○

Ejercicio

Notas, objetivos, acontecimientos diarios

Registro de alimentos

Alimentación	Tiempo	Inmediatamente	Después de 1 hora	Después de 3 horas

Realice un seguimiento de su dieta, estado de ánimo, comidas, calorías, medicamentos/suplementos, ejercicio, peso y cirugía de bypass gástrico.

Libro de registro de la manga gástrica

Fecha : / /

Peso

Consumo de agua

1 Taza = 8 OZ

		bajo	medio	alto
Calidad del sueño		○	○	○
Nivel de energía		○	○	○
Nivel de actividad		○	○	○

Medicamentos/suplementos

Mi estado de ánimo — mal · normal · bien ○○○○○○○○○

Ejercicio

Notas, objetivos, acontecimientos diarios

Registro de alimentos

Alimentación	Tiempo	Inmediatamente	Después de 1 hora	Después de 3 horas

Realice un seguimiento de su dieta, estado de ánimo, comidas, calorías, medicamentos/suplementos, ejercicio, peso y cirugía de bypass gástrico.

Libro de registro de la manga gástrica

Fecha :   /   /

Peso

Consumo de agua

1 Taza = 8 OZ

Medicamentos/suplementos

	bajo	medio	alto
Calidad del sueño	○	○	○
Nivel de energía	○	○	○
Nivel de actividad	○	○	○

Mi estado de ánimo   mal   normal   bien
○○○○○○○○○

Ejercicio

Notas, objetivos, acontecimientos diarios

Registro de alimentos

Alimentación	Tiempo	Inmediatamente	Después de 1 hora	Después de 3 horas

Realice un seguimiento de su dieta, estado de ánimo, comidas, calorías, medicamentos/suplementos, ejercicio, peso y cirugía de bypass gástrico.

Libro de registro de la manga gástrica

Fecha :   /   /

Peso

Medicamentos/suplementos

Consumo de agua

1 Taza = 8 OZ

	bajo	medio	alto
Calidad del sueño	○	○	○
Nivel de energía	○	○	○
Nivel de actividad	○	○	○

Mi estado de ánimo   mal   normal   bien   ○○○○○○○○○

Ejercicio

Notas, objetivos, acontecimientos diarios

Registro de alimentos

Alimentación	Tiempo	Inmediatamente	Después de 1 hora	Después de 3 horas

Realice un seguimiento de su dieta, estado de ánimo, comidas, calorías, medicamentos/suplementos, ejercicio, peso y cirugía de bypass gástrico.

Libro de registro de la manga gástrica

Fecha : / /

Peso

Consumo de agua

1 Taza = 8 OZ

Medicamentos/suplementos

	bajo	medio	alto
Calidad del sueño	○	○	○
Nivel de energía	○	○	○
Nivel de actividad	○	○	○

Mi estado de ánimo mal — normal — bien

○○○○○○○○○○

Ejercicio

Notas, objetivos, acontecimientos diarios

Registro de alimentos

Alimentación	Tiempo	Inmediatamente	Después de 1 hora	Después de 3 horas

Realice un seguimiento de su dieta, estado de ánimo, comidas, calorías, medicamentos/suplementos, ejercicio, peso y cirugía de bypass gástrico.

Libro de registro de la manga gástrica

Fecha : / /

Peso

Consumo de agua

1 Taza = 8 OZ

Medicamentos/suplementos

	bajo	medio	alto
Calidad del sueño	○	○	○
Nivel de energía	○	○	○
Nivel de actividad	○	○	○

Mi estado de ánimo   mal   normal   bien   ○○○○○○○○○

Ejercicio

Notas, objetivos, acontecimientos diarios

Registro de alimentos

Alimentación	Tiempo	Inmediatamente	Después de 1 hora	Después de 3 horas

Realice un seguimiento de su dieta, estado de ánimo, comidas, calorías, medicamentos/suplementos, ejercicio, peso y cirugía de bypass gástrico.

Libro de registro de la manga gástrica

Fecha :   /   /

Peso

Consumo de agua

1 Taza = 8 OZ

Medicamentos/suplementos

	bajo	medio	alto
Calidad del sueño	○	○	○
Nivel de energía	○	○	○
Nivel de actividad	○	○	○

Mi estado de ánimo   mal   normal   bien
○○○○○○○○○

Ejercicio

Notas, objetivos, acontecimientos diarios

Registro de alimentos

Alimentación	Tiempo	Inmediatamente	Después de 1 hora	Después de 3 horas

Realice un seguimiento de su dieta, estado de ánimo, comidas, calorías, medicamentos/suplementos, ejercicio, peso y cirugía de bypass gástrico.

Libro de registro de la manga gástrica

Fecha : / /

Peso

Consumo de agua

1 Taza = 8 OZ

Medicamentos/suplementos

	bajo	medio	alto
Calidad del sueño	○	○	○
Nivel de energía	○	○	○
Nivel de actividad	○	○	○

Mi estado de ánimo   mal   normal   bien   ○○○○○○○○○

Ejercicio

Notas, objetivos, acontecimientos diarios

Registro de alimentos

Alimentación	Tiempo	Inmediatamente	Después de 1 hora	Después de 3 horas

Realice un seguimiento de su dieta, estado de ánimo, comidas, calorías, medicamentos/suplementos, ejercicio, peso y cirugía de bypass gástrico.

Libro de registro de la manga gástrica

Fecha :   /   /

Peso

Consumo de agua

1 Taza = 8 OZ

Medicamentos/suplementos

	bajo	medio	alto
Calidad del sueño	○	○	○
Nivel de energía	○	○	○
Nivel de actividad	○	○	○

Mi estado de ánimo   mal — normal — bien

Ejercicio

Notas, objetivos, acontecimientos diarios

Registro de alimentos

Alimentación	Tiempo	Inmediatamente	Después de 1 hora	Después de 3 horas

Realice un seguimiento de su dieta, estado de ánimo, comidas, calorías, medicamentos/suplementos, ejercicio, peso y cirugía de bypass gástrico.

Libro de registro de la manga gástrica

Fecha : / /

Peso

Consumo de agua

1 Taza = 8 OZ

Medicamentos/suplementos

	bajo	medio	alto
Calidad del sueño	○	○	○
Nivel de energía	○	○	○
Nivel de actividad	○	○	○

Mi estado de ánimo

mal — normal — bien

○○○○○○○○○

Ejercicio

Notas, objetivos, acontecimientos diarios

Registro de alimentos

Alimentación	Tiempo	Inmediatamente	Después de 1 hora	Después de 3 horas

Realice un seguimiento de su dieta, estado de ánimo, comidas, calorías, medicamentos/suplementos, ejercicio, peso y cirugía de bypass gástrico.

Libro de registro de la manga gástrica

Fecha : / /

Peso

Consumo de agua

1 Taza = 8 OZ

Medicamentos/suplementos

	bajo	medio	alto
Calidad del sueño	○	○	○
Nivel de energía	○	○	○
Nivel de actividad	○	○	○

Mi estado de ánimo

mal　　　normal　　　bien
○○○○○○○○○

Ejercicio

Notas, objetivos, acontecimientos diarios

Registro de alimentos

Alimentación	Tiempo	Inmediatamente	Después de 1 hora	Después de 3 horas

Realice un seguimiento de su dieta, estado de ánimo, comidas, calorías, medicamentos/suplementos, ejercicio, peso y cirugía de bypass gástrico.

Libro de registro de la manga gástrica

Fecha :   / /

Peso

Medicamentos/suplementos

Consumo de agua

1 Taza = 8 OZ

	bajo	medio	alto
Calidad del sueño	○	○	○
Nivel de energía	○	○	○
Nivel de actividad	○	○	○

Mi estado de ánimo   mal — normal — bien   ○○○○○○○○○○

Ejercicio

Notas, objetivos, acontecimientos diarios

Registro de alimentos

Alimentación	Tiempo	Inmediatamente	Después de 1 hora	Después de 3 horas

Realice un seguimiento de su dieta, estado de ánimo, comidas, calorías, medicamentos/suplementos, ejercicio, peso y cirugía de bypass gástrico.

Libro de registro de la manga gástrica

Fecha :   /   /

Peso

Consumo de agua

1 Taza = 8 OZ

Medicamentos/suplementos

	bajo	medio	alto
Calidad del sueño	○	○	○
Nivel de energía	○	○	○
Nivel de actividad	○	○	○

Mi estado de ánimo   mal — normal — bien
○○○○○○○○○

Ejercicio

Notas, objetivos, acontecimientos diarios

Registro de alimentos

Alimentación	Tiempo	Inmediatamente	Después de 1 hora	Después de 3 horas

Realice un seguimiento de su dieta, estado de ánimo, comidas, calorías, medicamentos/suplementos, ejercicio, peso y cirugía de bypass gástrico.

Libro de registro de la manga gástrica

Fecha :   /   /

Peso

Consumo de agua

1 Taza = 8 OZ

Medicamentos/suplementos

	bajo	medio	alto
Calidad del sueño	○	○	○
Nivel de energía	○	○	○
Nivel de actividad	○	○	○

Mi estado de ánimo   mal   normal   bien
○○○○○○○○○

Ejercicio

Notas, objetivos, acontecimientos diarios

Registro de alimentos

Alimentación	Tiempo	Inmediatamente	Después de 1 hora	Después de 3 horas

Realice un seguimiento de su dieta, estado de ánimo, comidas, calorías, medicamentos/suplementos, ejercicio, peso y cirugía de bypass gástrico.

Libro de registro de la manga gástrica

Fecha :   /   /

Peso

Consumo de agua

1 Taza = 8 OZ

Medicamentos/suplementos

	bajo	medio	alto
Calidad del sueño	○	○	○
Nivel de energía	○	○	○
Nivel de actividad	○	○	○

Mi estado de ánimo   mal   normal   bien
○○○○○○○○○

Ejercicio

Notas, objetivos, acontecimientos diarios

Registro de alimentos

Alimentación	Tiempo	Inmediatamente	Después de 1 hora	Después de 3 horas

Realice un seguimiento de su dieta, estado de ánimo, comidas, calorías, medicamentos/suplementos, ejercicio, peso y cirugía de bypass gástrico.

Libro de registro de la manga gástrica

Fecha : / /

Peso

Consumo de agua

1 Taza = 8 OZ

Medicamentos/suplementos

	bajo	medio	alto
Calidad del sueño	○	○	○
Nivel de energía	○	○	○
Nivel de actividad	○	○	○

Mi estado de ánimo

mal — normal — bien

○○○○○○○○○

Ejercicio

Notas, objetivos, acontecimientos diarios

Registro de alimentos

Alimentación	Tiempo	Inmediatamente	Después de 1 hora	Después de 3 horas

Realice un seguimiento de su dieta, estado de ánimo, comidas, calorías, medicamentos/suplementos, ejercicio, peso y cirugía de bypass gástrico.

Libro de registro de la manga gástrica

Fecha : / /

Peso

Consumo de agua

1 Taza = 8 OZ

Medicamentos/suplementos

	bajo	medio	alto
Calidad del sueño	○	○	○
Nivel de energía	○	○	○
Nivel de actividad	○	○	○

Mi estado de ánimo

mal · normal · bien

○○○○○○○○○

Ejercicio

Notas, objetivos, acontecimientos diarios

Registro de alimentos

Alimentación	Tiempo	Inmediatamente	Después de 1 hora	Después de 3 horas

Realice un seguimiento de su dieta, estado de ánimo, comidas, calorías,medicamentos/suplementos, ejercicio, peso y cirugía de bypass gástrico.

Libro de registro de la manga gástrica

Fecha : / /

Peso

Consumo de agua

1 Taza = 8 OZ

		bajo	medio	alto
Calidad del sueño		○	○	○
Nivel de energía		○	○	○
Nivel de actividad		○	○	○

Mi estado de ánimo

mal — normal — bien

○○○○○○○○○

Medicamentos/suplementos

Ejercicio

Notas, objetivos, acontecimientos diarios

Registro de alimentos

Alimentación	Tiempo	Inmediatamente	Después de 1 hora	Después de 3 horas

Realice un seguimiento de su dieta, estado de ánimo, comidas, calorías, medicamentos/suplementos, ejercicio, peso y cirugía de bypass gástrico.

Libro de registro de la manga gástrica

Fecha : / /

Peso

Consumo de agua

1 Taza = 8 OZ

Medicamentos/suplementos

	bajo	medio	alto
Calidad del sueño	○	○	○
Nivel de energía	○	○	○
Nivel de actividad	○	○	○

Mi estado de ánimo

mal · · · · normal · · · · bien

○○○○○○○○○

Ejercicio

Notas, objetivos, acontecimientos diarios

Registro de alimentos

Alimentación	Tiempo	Inmediatamente	Después de 1 hora	Después de 3 horas

Realice un seguimiento de su dieta, estado de ánimo, comidas, calorías, medicamentos/suplementos, ejercicio, peso y cirugía de bypass gástrico.

Libro de registro de la manga gástrica

Fecha :   / /

Peso

Consumo de agua

1 Taza = 8 OZ

Medicamentos/suplementos

	bajo	medio	alto
Calidad del sueño	○	○	○
Nivel de energía	○	○	○
Nivel de actividad	○	○	○

Mi estado de ánimo   mal — normal — bien   ○○○○○○○○○

Ejercicio

Notas, objetivos, acontecimientos diarios

Registro de alimentos

Alimentación	Tiempo	Inmediatamente	Después de 1 hora	Después de 3 horas

Realice un seguimiento de su dieta, estado de ánimo, comidas, calorías, medicamentos/suplementos, ejercicio, peso y cirugía de bypass gástrico.

Libro de registro de la manga gástrica

Fecha :   /   /

Peso

Consumo de agua

1 Taza = 8 OZ

Medicamentos/suplementos

	bajo	medio	alto
Calidad del sueño	○	○	○
Nivel de energía	○	○	○
Nivel de actividad	○	○	○

Mi estado de ánimo   mal — normal — bien
○○○○○○○○○

Ejercicio

Notas, objetivos, acontecimientos diarios

Registro de alimentos

Alimentación	Tiempo	Inmediatamente	Después de 1 hora	Después de 3 horas

Realice un seguimiento de su dieta, estado de ánimo, comidas, calorías, medicamentos/suplementos, ejercicio, peso y cirugía de bypass gástrico.

Libro de registro de la manga gástrica

Fecha :   / /

Peso

Medicamentos/suplementos

Consumo de agua

1 Taza = 8 OZ

	bajo	medio	alto
Calidad del sueño	○	○	○
Nivel de energía	○	○	○
Nivel de actividad	○	○	○

Mi estado de ánimo   mal — normal — bien
○○○○○○○○○

Ejercicio

Notas, objetivos, acontecimientos diarios

Registro de alimentos

Alimentación	Tiempo	Inmediatamente	Después de 1 hora	Después de 3 horas

Realice un seguimiento de su dieta, estado de ánimo, comidas, calorías, medicamentos/suplementos, ejercicio, peso y cirugía de bypass gástrico.

Libro de registro de la manga gástrica

Fecha : / /

Peso

Consumo de agua

1 Taza = 8 OZ

Medicamentos/suplementos

	bajo	medio	alto
Calidad del sueño	○	○	○
Nivel de energía	○	○	○
Nivel de actividad	○	○	○

Mi estado de ánimo

mal — normal — bien

○○○○○○○○○

Ejercicio

Notas, objetivos, acontecimientos diarios

Registro de alimentos

Alimentación	Tiempo	Inmediatamente	Después de 1 hora	Después de 3 horas

Realice un seguimiento de su dieta, estado de ánimo, comidas, calorías, medicamentos/suplementos, ejercicio, peso y cirugía de bypass gástrico.

Libro de registro de la manga gástrica

Fecha :   /   /

Peso

Consumo de agua

1 Taza = 8 OZ

Medicamentos/suplementos

	bajo	medio	alto
Calidad del sueño	○	○	○
Nivel de energía	○	○	○
Nivel de actividad	○	○	○

Mi estado de ánimo

mal   normal   bien

○○○○○○○○○

Ejercicio

Notas, objetivos, acontecimientos diarios

Registro de alimentos

Alimentación	Tiempo	Inmediatamente	Después de 1 hora	Después de 3 horas

Realice un seguimiento de su dieta, estado de ánimo, comidas, calorías, medicamentos/suplementos, ejercicio, peso y cirugía de bypass gástrico.

Libro de registro de la manga gástrica

Fecha :   / /

Peso

Consumo de agua

1 Taza = 8 OZ

Medicamentos/suplementos

	bajo	medio	alto
Calidad del sueño	○	○	○
Nivel de energía	○	○	○
Nivel de actividad	○	○	○

Mi estado de ánimo mal normal bien

Ejercicio

Notas, objetivos, acontecimientos diarios

Registro de alimentos

Alimentación	Tiempo	Inmediatamente	Después de 1 hora	Después de 3 horas

Realice un seguimiento de su dieta, estado de ánimo, comidas, calorías, medicamentos/suplementos, ejercicio, peso y cirugía de bypass gástrico.

Libro de registro de la manga gástrica

Fecha :   /   /

Peso

Consumo de agua

1 Taza = 8 OZ

Medicamentos/suplementos

	bajo	medio	alto
Calidad del sueño	○	○	○
Nivel de energía	○	○	○
Nivel de actividad	○	○	○

Mi estado de ánimo   mal · normal · bien
○○○○○○○○○

Ejercicio

Notas, objetivos, acontecimientos diarios

Registro de alimentos

Alimentación	Tiempo	Inmediatamente	Después de 1 hora	Después de 3 horas

Realice un seguimiento de su dieta, estado de ánimo, comidas, calorías, medicamentos/suplementos, ejercicio, peso y cirugía de bypass gástrico.

Libro de registro de la manga gástrica

Fecha :   /   /

Peso

Consumo de agua

1 Taza = 8 OZ

Medicamentos/suplementos

	bajo	medio	alto
Calidad del sueño	○	○	○
Nivel de energía	○	○	○
Nivel de actividad	○	○	○

Mi estado de ánimo   mal   normal   bien   ○○○○○○○○○

Ejercicio

Notas, objetivos, acontecimientos diarios

Registro de alimentos

Alimentación	Tiempo	Inmediatamente	Después de 1 hora	Después de 3 horas

Realice un seguimiento de su dieta, estado de ánimo, comidas, calorías, medicamentos/suplementos, ejercicio, peso y cirugía de bypass gástrico.

Libro de registro de la manga gástrica

Fecha : / /

Peso

Consumo de agua

1 Taza = 8 OZ

	bajo	medio	alto
Calidad del sueño	○	○	○
Nivel de energía	○	○	○
Nivel de actividad	○	○	○

Medicamentos/suplementos

Mi estado de ánimo mal — normal — bien
○○○○○○○○○

Ejercicio

Notas, objetivos, acontecimientos diarios

Registro de alimentos

Alimentación	Tiempo	Inmediatamente	Después de 1 hora	Después de 3 horas

Realice un seguimiento de su dieta, estado de ánimo, comidas, calorías,medicamentos/suplementos, ejercicio, peso y cirugía de bypass gástrico.

Libro de registro de la manga gástrica

Fecha :   / /

Peso

Consumo de agua

1 Taza = 8 OZ

Medicamentos/suplementos

	bajo	medio	alto
Calidad del sueño	○	○	○
Nivel de energía	○	○	○
Nivel de actividad	○	○	○

Mi estado de ánimo   mal   normal   bien
○○○○○○○○○

Ejercicio

Notas, objetivos, acontecimientos diarios

Registro de alimentos

Alimentación	Tiempo	Inmediatamente	Después de 1 hora	Después de 3 horas

Realice un seguimiento de su dieta, estado de ánimo, comidas, calorías, medicamentos/suplementos, ejercicio, peso y cirugía de bypass gástrico.

Libro de registro de la manga gástrica

Fecha :   / /

Peso

Consumo de agua

1 Taza = 8 OZ

Medicamentos/suplementos

	bajo	medio	alto
Calidad del sueño	○	○	○
Nivel de energía	○	○	○
Nivel de actividad	○	○	○

Mi estado de ánimo

mal — normal — bien

○ ○ ○ ○ ○ ○ ○ ○ ○

Ejercicio

Notas, objetivos, acontecimientos diarios

Registro de alimentos

Alimentación	Tiempo	Inmediatamente	Después de 1 hora	Después de 3 horas

Realice un seguimiento de su dieta, estado de ánimo, comidas, calorías, medicamentos/suplementos, ejercicio, peso y cirugía de bypass gástrico.

Libro de registro de la manga gástrica

Fecha :   /   /

Peso

Consumo de agua

1 Taza = 8 OZ

Medicamentos/suplementos

	bajo	medio	alto
Calidad del sueño	○	○	○
Nivel de energía	○	○	○
Nivel de actividad	○	○	○

Mi estado de ánimo   mal · normal · bien   ○○○○○○○○○

Ejercicio

Notas, objetivos, acontecimientos diarios

Registro de alimentos

Alimentación	Tiempo	Inmediatamente	Después de 1 hora	Después de 3 horas

Realice un seguimiento de su dieta, estado de ánimo, comidas, calorías, medicamentos/suplementos, ejercicio, peso y cirugía de bypass gástrico.

Libro de registro de la manga gástrica

Fecha : / /

Peso

Consumo de agua

1 Taza = 8 OZ

Medicamentos/suplementos

	bajo	medio	alto
Calidad del sueño	○	○	○
Nivel de energía	○	○	○
Nivel de actividad	○	○	○

Mi estado de ánimo — mal · normal · bien

Ejercicio

Notas, objetivos, acontecimientos diarios

Registro de alimentos

Alimentación	Tiempo	Inmediatamente	Después de 1 hora	Después de 3 horas

Realice un seguimiento de su dieta, estado de ánimo, comidas, calorías, medicamentos/suplementos, ejercicio, peso y cirugía de bypass gástrico.

Libro de registro de la manga gástrica

Fecha :   /   /

Peso

Consumo de agua

1 Taza = 8 OZ

Medicamentos/suplementos

	bajo	medio	alto
Calidad del sueño	○	○	○
Nivel de energía	○	○	○
Nivel de actividad	○	○	○

Mi estado de ánimo   mal   normal   bien
○○○○○○○○○

Ejercicio

Notas, objetivos, acontecimientos diarios

Registro de alimentos

Alimentación	Tiempo	Inmediatamente	Después de 1 hora	Después de 3 horas

Realice un seguimiento de su dieta, estado de ánimo, comidas, calorías, medicamentos/suplementos, ejercicio, peso y cirugía de bypass gástrico.

Libro de registro de la manga gástrica

Fecha :   /   /

Peso

Consumo de agua

1 Taza = 8 OZ

Medicamentos/suplementos

	bajo	medio	alto
Calidad del sueño	○	○	○
Nivel de energía	○	○	○
Nivel de actividad	○	○	○

Mi estado de ánimo   mal — normal — bien
○ ○ ○ ○ ○ ○ ○ ○ ○

Ejercicio

Notas, objetivos, acontecimientos diarios

Registro de alimentos

Alimentación	Tiempo	Inmediatamente	Después de 1 hora	Después de 3 horas

*Realice un seguimiento de su dieta, estado de ánimo, comidas,
calorías, medicamentos/suplementos, ejercicio, peso y cirugía de bypass gástrico.*

Libro de registro de la manga gástrica

Fecha : / /

Peso

Consumo de agua

1 Taza = 8 OZ

Medicamentos/suplementos

	bajo	medio	alto
Calidad del sueño	○	○	○
Nivel de energía	○	○	○
Nivel de actividad	○	○	○

Mi estado de ánimo mal · normal · bien
○○○○○○○○○

Ejercicio

Notas, objetivos, acontecimientos diarios

Registro de alimentos

Alimentación	Tiempo	Inmediatamente	Después de 1 hora	Después de 3 horas

Realice un seguimiento de su dieta, estado de ánimo, comidas, calorías,medicamentos/suplementos, ejercicio, peso y cirugía de bypass gástrico.

Libro de registro de la manga gástrica

Fecha :   / /

Peso

Consumo de agua

1 Taza = 8 OZ

Medicamentos/suplementos

	bajo	medio	alto
Calidad del sueño	○	○	○
Nivel de energía	○	○	○
Nivel de actividad	○	○	○

Mi estado de ánimo   mal — normal — bien
○○○○○○○○○

Ejercicio

Notas, objetivos, acontecimientos diarios

Registro de alimentos

Alimentación	Tiempo	Inmediatamente	Después de 1 hora	Después de 3 horas

Realice un seguimiento de su dieta, estado de ánimo, comidas, calorías, medicamentos/suplementos, ejercicio, peso y cirugía de bypass gástrico.

Libro de registro de la manga gástrica

Fecha : / /

Peso

Consumo de agua

1 Taza = 8 OZ

Medicamentos/suplementos

	bajo	medio	alto
Calidad del sueño	○	○	○
Nivel de energía	○	○	○
Nivel de actividad	○	○	○

Mi estado de ánimo — mal · normal · bien
○○○○○○○○○

Ejercicio

Notas, objetivos, acontecimientos diarios

Registro de alimentos

Alimentación	Tiempo	Inmediatamente	Después de 1 hora	Después de 3 horas

Realice un seguimiento de su dieta, estado de ánimo, comidas, calorías, medicamentos/suplementos, ejercicio, peso y cirugía de bypass gástrico.

Libro de registro de la manga gástrica

Fecha :   /   /

Peso

Consumo de agua

1 Taza = 8 OZ

Medicamentos/suplementos

	bajo	medio	alto
Calidad del sueño	○	○	○
Nivel de energía	○	○	○
Nivel de actividad	○	○	○

Mi estado de ánimo   mal   normal   bien

○○○○○○○○○

Ejercicio

Notas, objetivos, acontecimientos diarios

Registro de alimentos

Alimentación	Tiempo	Inmediatamente	Después de 1 hora	Después de 3 horas

Realice un seguimiento de su dieta, estado de ánimo, comidas, calorías, medicamentos/suplementos, ejercicio, peso y cirugía de bypass gástrico.

Libro de registro de la manga gástrica

Fecha :   / /

Peso

Consumo de agua

1 Taza = 8 OZ

Medicamentos/suplementos

	bajo	medio	alto
Calidad del sueño	○	○	○
Nivel de energía	○	○	○
Nivel de actividad	○	○	○

Mi estado de ánimo   mal   normal   bien   ○○○○○○○○○

Ejercicio

Notas, objetivos, acontecimientos diarios

Registro de alimentos

Alimentación	Tiempo	Inmediatamente	Después de 1 hora	Después de 3 horas

Realice un seguimiento de su dieta, estado de ánimo, comidas, calorías,medicamentos/suplementos, ejercicio, peso y cirugía de bypass gástrico.

Libro de registro de la manga gástrica

Fecha :   /   /

Peso

Consumo de agua

1 Taza = 8 OZ

Medicamentos/suplementos

	bajo	medio	alto
Calidad del sueño	○	○	○
Nivel de energía	○	○	○
Nivel de actividad	○	○	○

Mi estado de ánimo   mal — normal — bien   ○○○○○○○○○○

Ejercicio

Notas, objetivos, acontecimientos diarios

Registro de alimentos

Alimentación	Tiempo	Inmediatamente	Después de 1 hora	Después de 3 horas

Realice un seguimiento de su dieta, estado de ánimo, comidas, calorías, medicamentos/suplementos, ejercicio, peso y cirugía de bypass gástrico.

Libro de registro de la manga gástrica

Fecha :   / /

Peso

Consumo de agua

1 Taza = 8 OZ

Medicamentos/suplementos

	bajo	medio	alto
Calidad del sueño	○	○	○
Nivel de energía	○	○	○
Nivel de actividad	○	○	○

Mi estado de ánimo   mal — normal — bien
○○○○○○○○○

Ejercicio

Notas, objetivos, acontecimientos diarios

Registro de alimentos

Alimentación	Tiempo	Inmediatamente	Después de 1 hora	Después de 3 horas

Realice un seguimiento de su dieta, estado de ánimo, comidas, calorías, medicamentos/suplementos, ejercicio, peso y cirugía de bypass gástrico.

Libro de registro de la manga gástrica

Fecha : / /

Peso

Consumo de agua

1 Taza = 8 OZ

Medicamentos/suplementos

	bajo	medio	alto
Calidad del sueño	○	○	○
Nivel de energía	○	○	○
Nivel de actividad	○	○	○

Mi estado de ánimo

mal — normal — bien

○○○○○○○○○

Ejercicio

Notas, objetivos, acontecimientos diarios

Registro de alimentos

Alimentación	Tiempo	Inmediatamente	Después de 1 hora	Después de 3 horas

Realice un seguimiento de su dieta, estado de ánimo, comidas, calorías, medicamentos/suplementos, ejercicio, peso y cirugía de bypass gástrico.

Libro de registro de la manga gástrica

Fecha : / /

Peso

Consumo de agua

1 Taza = 8 OZ

Medicamentos/suplementos

	bajo	medio	alto
Calidad del sueño	○	○	○
Nivel de energía	○	○	○
Nivel de actividad	○	○	○

Mi estado de ánimo

mal — normal — bien

○○○○○○○○○

Ejercicio

Notas, objetivos, acontecimientos diarios

Registro de alimentos

Alimentación	Tiempo	Inmediatamente	Después de 1 hora	Después de 3 horas

Realice un seguimiento de su dieta, estado de ánimo, comidas, calorías,medicamentos/suplementos, ejercicio, peso y cirugía de bypass gástrico.

Libro de registro de la manga gástrica

Fecha : / /

Peso

Consumo de agua

1 Taza = 8 OZ

Medicamentos/suplementos

	bajo	medio	alto
Calidad del sueño	○	○	○
Nivel de energía	○	○	○
Nivel de actividad	○	○	○

Mi estado de ánimo mal — normal — bien
○○○○○○○○○

Ejercicio

Notas, objetivos, acontecimientos diarios

Registro de alimentos

Alimentación	Tiempo	Inmediatamente	Después de 1 hora	Después de 3 horas

Realice un seguimiento de su dieta, estado de ánimo, comidas, calorías, medicamentos/suplementos, ejercicio, peso y cirugía de bypass gástrico.

Libro de registro de la manga gástrica

Fecha :   /   /

Peso

Consumo de agua

1 Taza = 8 OZ

Medicamentos/suplementos

	bajo	medio	alto
Calidad del sueño	○	○	○
Nivel de energía	○	○	○
Nivel de actividad	○	○	○

Mi estado de ánimo   mal   normal   bien
○○○○○○○○○

Ejercicio

Notas, objetivos, acontecimientos diarios

Registro de alimentos

Alimentación	Tiempo	Inmediatamente	Después de 1 hora	Después de 3 horas

Realice un seguimiento de su dieta, estado de ánimo, comidas, calorías, medicamentos/suplementos, ejercicio, peso y cirugía de bypass gástrico.

Libro de registro de la manga gástrica

Fecha : / /

Peso

Consumo de agua

1 Taza = 8 OZ

Medicamentos/suplementos

	bajo	medio	alto
Calidad del sueño	○	○	○
Nivel de energía	○	○	○
Nivel de actividad	○	○	○

Mi estado de ánimo — mal · normal · bien ○○○○○○○○○

Ejercicio

Notas, objetivos, acontecimientos diarios

Registro de alimentos

Alimentación	Tiempo	Inmediatamente	Después de 1 hora	Después de 3 horas

Realice un seguimiento de su dieta, estado de ánimo, comidas, calorías, medicamentos/suplementos, ejercicio, peso y cirugía de bypass gástrico.

Libro de registro de la manga gástrica

Fecha : / /

Peso

Consumo de agua

1 Taza = 8 OZ

Medicamentos/suplementos

	bajo	medio	alto
Calidad del sueño	○	○	○
Nivel de energía	○	○	○
Nivel de actividad	○	○	○

Mi estado de ánimo mal — normal — bien ○○○○○○○○○○

Ejercicio

Notas, objetivos, acontecimientos diarios

Registro de alimentos

Alimentación	Tiempo	Inmediatamente	Después de 1 hora	Después de 3 horas

Realice un seguimiento de su dieta, estado de ánimo, comidas, calorías, medicamentos/suplementos, ejercicio, peso y cirugía de bypass gástrico.

Libro de registro de la manga gástrica

Fecha :   /   /

Peso

Consumo de agua

1 Taza = 8 OZ

Medicamentos/suplementos

	bajo	medio	alto
Calidad del sueño	○	○	○
Nivel de energía	○	○	○
Nivel de actividad	○	○	○

Mi estado de ánimo mal — normal — bien ○○○○○○○○○

Ejercicio

Notas, objetivos, acontecimientos diarios

Registro de alimentos

Alimentación	Tiempo	Inmediatamente	Después de 1 hora	Después de 3 horas

Realice un seguimiento de su dieta, estado de ánimo, comidas, calorías, medicamentos/suplementos, ejercicio, peso y cirugía de bypass gástrico.

Libro de registro de la manga gástrica

Fecha :   /   /

Peso

Consumo de agua

1 Taza = 8 OZ

Medicamentos/suplementos

	bajo	medio	alto
Calidad del sueño	○	○	○
Nivel de energía	○	○	○
Nivel de actividad	○	○	○

Mi estado de ánimo   mal — normal — bien
○ ○ ○ ○ ○ ○ ○ ○ ○

Ejercicio

Notas, objetivos, acontecimientos diarios

Registro de alimentos

Alimentación	Tiempo	Inmediatamente	Después de 1 hora	Después de 3 horas

Realice un seguimiento de su dieta, estado de ánimo, comidas, calorías, medicamentos/suplementos, ejercicio, peso y cirugía de bypass gástrico.

Libro de registro de la manga gástrica

Fecha :   /   /

Peso

Consumo de agua

1 Taza = 8 OZ

Medicamentos/suplementos

	bajo	medio	alto
Calidad del sueño	◯	◯	◯
Nivel de energía	◯	◯	◯
Nivel de actividad	◯	◯	◯

Mi estado de ánimo   mal — normal — bien   ◯◯◯◯◯◯◯◯◯◯

Ejercicio

Notas, objetivos, acontecimientos diarios

Registro de alimentos

Alimentación	Tiempo	Inmediatamente	Después de 1 hora	Después de 3 horas

Realice un seguimiento de su dieta, estado de ánimo, comidas, calorías, medicamentos/suplementos, ejercicio, peso y cirugía de bypass gástrico.

Libro de registro de la manga gástrica

Fecha :   /   /

Peso

Consumo de agua

1 Taza = 8 OZ

Medicamentos/suplementos

	bajo	medio	alto
Calidad del sueño	○	○	○
Nivel de energía	○	○	○
Nivel de actividad	○	○	○

Mi estado de ánimo   mal   normal   bien
○○○○○○○○○

Ejercicio

Notas, objetivos, acontecimientos diarios

Registro de alimentos

Alimentación	Tiempo	Inmediatamente	Después de 1 hora	Después de 3 horas

Realice un seguimiento de su dieta, estado de ánimo, comidas, calorías, medicamentos/suplementos, ejercicio, peso y cirugía de bypass gástrico.

Libro de registro de la manga gástrica

Fecha :   / /

Peso

Consumo de agua

1 Taza = 8 OZ

Medicamentos/suplementos

	bajo	medio	alto
Calidad del sueño	○	○	○
Nivel de energía	○	○	○
Nivel de actividad	○	○	○

Mi estado de ánimo   mal   normal   bien
○○○○○○○○○

Ejercicio

Notas, objetivos, acontecimientos diarios

Registro de alimentos

Alimentación	Tiempo	Inmediatamente	Después de 1 hora	Después de 3 horas

Realice un seguimiento de su dieta, estado de ánimo, comidas, calorías, medicamentos/suplementos, ejercicio, peso y cirugía de bypass gástrico.

Libro de registro de la manga gástrica

Fecha : / /

Peso

Consumo de agua

1 Taza = 8 OZ

Medicamentos/suplementos

	bajo	medio	alto
Calidad del sueño	○	○	○
Nivel de energía	○	○	○
Nivel de actividad	○	○	○

Mi estado de ánimo mal · · · · normal · · · · bien

Ejercicio

Notas, objetivos, acontecimientos diarios

Registro de alimentos

Alimentación	Tiempo	Inmediatamente	Después de 1 hora	Después de 3 horas

Realice un seguimiento de su dieta, estado de ánimo, comidas, calorías,medicamentos/suplementos, ejercicio, peso y cirugía de bypass gástrico.

Libro de registro de la manga gástrica

Fecha :   / /

Peso

Consumo de agua

1 Taza = 8 OZ

Medicamentos/suplementos

	bajo	medio	alto
Calidad del sueño	○	○	○
Nivel de energía	○	○	○
Nivel de actividad	○	○	○

Mi estado de ánimo   mal — normal — bien   ○○○○○○○○○

Ejercicio

Notas, objetivos, acontecimientos diarios

Registro de alimentos

Alimentación	Tiempo	Inmediatamente	Después de 1 hora	Después de 3 horas

Realice un seguimiento de su dieta, estado de ánimo, comidas, calorías, medicamentos/suplementos, ejercicio, peso y cirugía de bypass gástrico.

Libro de registro de la manga gástrica

Fecha : / /

Peso

Consumo de agua

1 Taza = 8 OZ

Medicamentos/suplementos

	bajo	medio	alto
Calidad del sueño	○	○	○
Nivel de energía	○	○	○
Nivel de actividad	○	○	○

Mi estado de ánimo

mal — normal — bien

○○○○○○○○○

Ejercicio

Notas, objetivos, acontecimientos diarios

Registro de alimentos

Alimentación	Tiempo	Inmediatamente	Después de 1 hora	Después de 3 horas

Realice un seguimiento de su dieta, estado de ánimo, comidas, calorías, medicamentos/suplementos, ejercicio, peso y cirugía de bypass gástrico.

Libro de registro de la manga gástrica

Fecha :   /   /

Peso

Consumo de agua

1 Taza = 8 OZ

Medicamentos/suplementos

	bajo	medio	alto
Calidad del sueño	○	○	○
Nivel de energía	○	○	○
Nivel de actividad	○	○	○

Mi estado de ánimo   *mal* *normal* *bien*   ○○○○○○○○○

Ejercicio

Notas, objetivos, acontecimientos diarios

Registro de alimentos

Alimentación	Tiempo	Inmediatamente	Después de 1 hora	Después de 3 horas

Realice un seguimiento de su dieta, estado de ánimo, comidas, calorias, medicamentos/suplementos, ejercicio, peso y cirugía de bypass gástrico.

Libro de registro de la manga gástrica

| Fecha :   / / |
| Peso |

Consumo de agua

1 Taza = 8 OZ

Medicamentos/suplementos

	bajo	medio	alto
Calidad del sueño	○	○	○
Nivel de energía	○	○	○
Nivel de actividad	○	○	○

Mi estado de ánimo mal — normal — bien
○○○○○○○○○

Ejercicio

Notas, objetivos, acontecimientos diarios

Registro de alimentos

Alimentación	Tiempo	Inmediatamente	Después de 1 hora	Después de 3 horas

Realice un seguimiento de su dieta, estado de ánimo, comidas, calorías, medicamentos/suplementos, ejercicio, peso y cirugía de bypass gástrico.

Libro de registro de la manga gástrica

Fecha :   /   /

Peso

Consumo de agua

1 Taza = 8 OZ

Medicamentos/suplementos

	bajo	medio	alto
Calidad del sueño	○	○	○
Nivel de energía	○	○	○
Nivel de actividad	○	○	○

Mi estado de ánimo   mal — normal ▼ — bien ▼   ○○○○○○○○○

Ejercicio

Notas, objetivos, acontecimientos diarios

Registro de alimentos

Alimentación	Tiempo	Inmediatamente	Después de 1 hora	Después de 3 horas

Realice un seguimiento de su dieta, estado de ánimo, comidas, calorías, medicamentos/suplementos, ejercicio, peso y cirugía de bypass gástrico.

Libro de registro de la manga gástrica

Fecha :   /   /

Peso

Consumo de agua

1 Taza = 8 OZ

Medicamentos/suplementos

	bajo	medio	alto
Calidad del sueño	○	○	○
Nivel de energía	○	○	○
Nivel de actividad	○	○	○

Mi estado de ánimo   mal · normal ▾ · bien ▾   ○○○○○○○○○○

Ejercicio

Notas, objetivos, acontecimientos diarios

Registro de alimentos

Alimentación	Tiempo	Inmediatamente	Después de 1 hora	Después de 3 horas

Realice un seguimiento de su dieta, estado de ánimo, comidas,
calorías, medicamentos/suplementos, ejercicio, peso y cirugía de bypass gástrico.

Libro de registro de la manga gástrica

Fecha :   / /

Peso

Consumo de agua

1 Taza = 8 OZ

Medicamentos/suplementos

	bajo	medio	alto
Calidad del sueño	○	○	○
Nivel de energía	○	○	○
Nivel de actividad	○	○	○

Mi estado de ánimo

mal — normal — bien

○○○○○○○○○

Ejercicio

Notas, objetivos, acontecimientos diarios

Registro de alimentos

Alimentación	Tiempo	Inmediatamente	Después de 1 hora	Después de 3 horas

Realice un seguimiento de su dieta, estado de ánimo, comidas, calorías, medicamentos/suplementos, ejercicio, peso y cirugía de bypass gástrico.

Libro de registro de la manga gástrica

Fecha :   /   /

Peso

Consumo de agua

1 Taza = 8 OZ

Medicamentos/suplementos

	bajo	medio	alto
Calidad del sueño	○	○	○
Nivel de energía	○	○	○
Nivel de actividad	○	○	○

Mi estado de ánimo

mal · · · · normal · · · · bien
○○○○○○○○○

Ejercicio

Notas, objetivos, acontecimientos diarios

Registro de alimentos

Alimentación	Tiempo	Inmediatamente	Después de 1 hora	Después de 3 horas

Realice un seguimiento de su dieta, estado de ánimo, comidas, calorías, medicamentos/suplementos, ejercicio, peso y cirugía de bypass gástrico.

Libro de registro de la manga gástrica

Fecha : / /

Peso

Consumo de agua

1 Taza = 8 OZ

		bajo	medio	alto
Calidad del sueño		○	○	○
Nivel de energía		○	○	○
Nivel de actividad		○	○	○

Medicamentos/suplementos

Mi estado de ánimo

mal — normal — bien

○○○○○○○○○

Ejercicio

Notas, objetivos, acontecimientos diarios

Registro de alimentos

Alimentación	Tiempo	Inmediatamente	Después de 1 hora	Después de 3 horas

Realice un seguimiento de su dieta, estado de ánimo, comidas, calorías, medicamentos/suplementos, ejercicio, peso y cirugía de bypass gástrico.

Libro de registro de la manga gástrica

Fecha :   / /

Peso

Consumo de agua

1 Taza = 8 OZ

Medicamentos/suplementos

	bajo	medio	alto
Calidad del sueño	○	○	○
Nivel de energía	○	○	○
Nivel de actividad	○	○	○

Mi estado de ánimo   mal   normal   bien
○○○○○○○○○

Ejercicio

Notas, objetivos, acontecimientos diarios

Registro de alimentos

Alimentación	Tiempo	Inmediatamente	Después de 1 hora	Después de 3 horas

Realice un seguimiento de su dieta, estado de ánimo, comidas, calorías, medicamentos/suplementos, ejercicio, peso y cirugía de bypass gástrico.

Libro de registro de la manga gástrica

Fecha : / /

Peso

Consumo de agua

1 Taza = 8 OZ

Medicamentos/suplementos

	bajo	medio	alto
Calidad del sueño	○	○	○
Nivel de energía	○	○	○
Nivel de actividad	○	○	○

Mi estado de ánimo mal — normal — bien
○○○○○○○○○

Ejercicio

Notas, objetivos, acontecimientos diarios

Registro de alimentos

Alimentación	Tiempo	Inmediatamente	Después de 1 hora	Después de 3 horas

Realice un seguimiento de su dieta, estado de ánimo, comidas, calorías, medicamentos/suplementos, ejercicio, peso y cirugía de bypass gástrico.

Libro de registro de la manga gástrica

Fecha :   /   /

Peso

Consumo de agua

1 Taza = 8 OZ

Medicamentos/suplementos

	bajo	medio	alto
Calidad del sueño	○	○	○
Nivel de energía	○	○	○
Nivel de actividad	○	○	○

Mi estado de ánimo   mal   normal   bien
○○○○○○○○○

Ejercicio

Notas, objetivos, acontecimientos diarios

Registro de alimentos

Alimentación	Tiempo	Inmediatamente	Después de 1 hora	Después de 3 horas

Realice un seguimiento de su dieta, estado de ánimo, comidas, calorías, medicamentos/suplementos, ejercicio, peso y cirugía de bypass gástrico.

Libro de registro de la manga gástrica

Fecha :   / /

Peso

Medicamentos/suplementos

Consumo de agua

1 Taza = 8 OZ

	bajo	medio	alto
Calidad del sueño	○	○	○
Nivel de energía	○	○	○
Nivel de actividad	○	○	○

Mi estado de ánimo mal — normal — bien
○○○○○○○○○

Ejercicio

Notas, objetivos, acontecimientos diarios

Registro de alimentos

Alimentación	Tiempo	Inmediatamente	Después de 1 hora	Después de 3 horas

Realice un seguimiento de su dieta, estado de ánimo, comidas, calorías, medicamentos/suplementos, ejercicio, peso y cirugía de bypass gástrico.

Libro de registro de la manga gástrica

Fecha :   / /

Peso

Consumo de agua

1 Taza = 8 OZ

Medicamentos/suplementos

	bajo	medio	alto
Calidad del sueño	○	○	○
Nivel de energía	○	○	○
Nivel de actividad	○	○	○

Mi estado de ánimo   mal — normal ▾ — bien ▾
○○○○○○○○○

Ejercicio

Notas, objetivos, acontecimientos diarios

Registro de alimentos

Alimentación	Tiempo	Inmediatamente	Después de 1 hora	Después de 3 horas

Realice un seguimiento de su dieta, estado de ánimo, comidas, calorías,medicamentos/suplementos, ejercicio, peso y cirugía de bypass gástrico.

Libro de registro de la manga gástrica

Fecha : / /

Peso

Consumo de agua

1 Taza = 8 OZ

Medicamentos/suplementos

	bajo	medio	alto
Calidad del sueño	○	○	○
Nivel de energía	○	○	○
Nivel de actividad	○	○	○

Mi estado de ánimo mal normal bien ○○○○○○○○○

Ejercicio

Notas, objetivos, acontecimientos diarios

Registro de alimentos

Alimentación	Tiempo	Inmediatamente	Después de 1 hora	Después de 3 horas

Realice un seguimiento de su dieta, estado de ánimo, comidas, calorías, medicamentos/suplementos, ejercicio, peso y cirugía de bypass gástrico.

Libro de registro de la manga gástrica

Fecha : / /

Peso

Consumo de agua

1 Taza = 8 OZ

Medicamentos/suplementos

	bajo	medio	alto
Calidad del sueño	◯	◯	◯
Nivel de energía	◯	◯	◯
Nivel de actividad	◯	◯	◯

Mi estado de ánimo mal — normal — bien ◯◯◯◯◯◯◯◯◯

Ejercicio

Notas, objetivos, acontecimientos diarios

Registro de alimentos

Alimentación	Tiempo	Inmediatamente	Después de 1 hora	Después de 3 horas

Realice un seguimiento de su dieta, estado de ánimo, comidas, calorías, medicamentos/suplementos, ejercicio, peso y cirugía de bypass gástrico.

Libro de registro de la manga gástrica

| Fecha : / / |
| Peso |

Consumo de agua

1 Taza = 8 OZ

Medicamentos/suplementos

	bajo	medio	alto
Calidad del sueño	○	○	○
Nivel de energía	○	○	○
Nivel de actividad	○	○	○

Mi estado de ánimo

mal — normal — bien

○○○○○○○○○

Ejercicio

Notas, objetivos, acontecimientos diarios

Registro de alimentos

Alimentación	Tiempo	Inmediatamente	Después de 1 hora	Después de 3 horas

Realice un seguimiento de su dieta, estado de ánimo, comidas, calorías, medicamentos/suplementos, ejercicio, peso y cirugía de bypass gástrico.

Libro de registro de la manga gástrica

Fecha : / /

Peso

Consumo de agua

1 Taza = 8 OZ

Medicamentos/suplementos

	bajo	medio	alto
Calidad del sueño	○	○	○
Nivel de energía	○	○	○
Nivel de actividad	○	○	○

Mi estado de ánimo — mal · normal · bien

Ejercicio

Notas, objetivos, acontecimientos diarios

Registro de alimentos

Alimentación	Tiempo	Inmediatamente	Después de 1 hora	Después de 3 horas

Realice un seguimiento de su dieta, estado de ánimo, comidas, calorías, medicamentos/suplementos, ejercicio, peso y cirugía de bypass gástrico.

Libro de registro de la manga gástrica

Fecha :   /   /

Peso

Consumo de agua

1 Taza = 8 OZ

Medicamentos/suplementos

	bajo	medio	alto
Calidad del sueño	○	○	○
Nivel de energía	○	○	○
Nivel de actividad	○	○	○

Mi estado de ánimo

mal — normal — bien

○○○○○○○○○

Ejercicio

Notas, objetivos, acontecimientos diarios

Registro de alimentos

Alimentación	Tiempo	Inmediatamente	Después de 1 hora	Después de 3 horas

Realice un seguimiento de su dieta, estado de ánimo, comidas, calorías, medicamentos/suplementos, ejercicio, peso y cirugía de bypass gástrico.

Libro de registro de la manga gástrica

Fecha : / /

Peso

Consumo de agua

1 Taza = 8 OZ

Medicamentos/suplementos

	bajo	medio	alto
Calidad del sueño	○	○	○
Nivel de energía	○	○	○
Nivel de actividad	○	○	○

Mi estado de ánimo mal — normal — bien ○○○○○○○○○

Ejercicio

Notas, objetivos, acontecimientos diarios

Registro de alimentos

Alimentación	Tiempo	Inmediatamente	Después de 1 hora	Después de 3 horas

Realice un seguimiento de su dieta, estado de ánimo, comidas, calorías, medicamentos/suplementos, ejercicio, peso y cirugía de bypass gástrico.

Libro de registro de la manga gástrica

Fecha : / /

Peso

Consumo de agua

1 Taza = 8 OZ

Medicamentos/suplementos

	bajo	medio	alto
Calidad del sueño	○	○	○
Nivel de energía	○	○	○
Nivel de actividad	○	○	○

Mi estado de ánimo — mal / normal / bien

Ejercicio

Notas, objetivos, acontecimientos diarios

Registro de alimentos

Alimentación	Tiempo	Inmediatamente	Después de 1 hora	Después de 3 horas

Realice un seguimiento de su dieta, estado de ánimo, comidas, calorías, medicamentos/suplementos, ejercicio, peso y cirugía de bypass gástrico.

Libro de registro de la manga gástrica

Fecha :   / /

Peso

Consumo de agua

1 Taza = 8 OZ

	bajo	medio	alto
Calidad del sueño	○	○	○
Nivel de energía	○	○	○
Nivel de actividad	○	○	○

Medicamentos/suplementos

Mi estado de ánimo   mal — normal — bien

○○○○○○○○○

Ejercicio

Notas, objetivos, acontecimientos diarios

Registro de alimentos

Alimentación	Tiempo	Inmediatamente	Después de 1 hora	Después de 3 horas

Realice un seguimiento de su dieta, estado de ánimo, comidas, calorías, medicamentos/suplementos, ejercicio, peso y cirugía de bypass gástrico.

Libro de registro de la manga gástrica

Fecha : / /

Peso

Consumo de agua

1 Taza = 8 OZ

Medicamentos/suplementos

	bajo	medio	alto
Calidad del sueño	○	○	○
Nivel de energía	○	○	○
Nivel de actividad	○	○	○

Mi estado de ánimo

mal — normal — bien

○○○○○○○○○

Ejercicio

Notas, objetivos, acontecimientos diarios

Registro de alimentos

Alimentación	Tiempo	Inmediatamente	Después de 1 hora	Después de 3 horas

Realice un seguimiento de su dieta, estado de ánimo, comidas, calorías, medicamentos/suplementos, ejercicio, peso y cirugía de bypass gástrico.

Libro de registro de la manga gástrica

Fecha :   /   /

Peso

Consumo de agua

1 Taza = 8 OZ

Medicamentos/suplementos

	bajo	medio	alto
Calidad del sueño	○	○	○
Nivel de energía	○	○	○
Nivel de actividad	○	○	○

Mi estado de ánimo   mal · normal · bien

Ejercicio

Notas, objetivos, acontecimientos diarios

Registro de alimentos

Alimentación	Tiempo	Inmediatamente	Después de 1 hora	Después de 3 horas

Realice un seguimiento de su dieta, estado de ánimo, comidas, calorías, medicamentos/suplementos, ejercicio, peso y cirugía de bypass gástrico.

Libro de registro de la manga gástrica

Fecha :   /   /

Peso

Consumo de agua

1 Taza = 8 OZ

Medicamentos/suplementos

	bajo	medio	alto
Calidad del sueño	○	○	○
Nivel de energía	○	○	○
Nivel de actividad	○	○	○

Mi estado de ánimo   mal   normal   bien
○ ○ ○ ○ ○ ○ ○ ○ ○

Ejercicio

Notas, objetivos, acontecimientos diarios

Registro de alimentos

Alimentación	Tiempo	Inmediatamente	Después de 1 hora	Después de 3 horas

Realice un seguimiento de su dieta, estado de ánimo, comidas, calorías, medicamentos/suplementos, ejercicio, peso y cirugía de bypass gástrico.

Libro de registro de la manga gástrica

Fecha :   /   /

Peso

Medicamentos/suplementos

Consumo de agua

1 Taza = 8 OZ

	bajo	medio	alto
Calidad del sueño	○	○	○
Nivel de energía	○	○	○
Nivel de actividad	○	○	○

Mi estado de ánimo   mal   normal   bien
○ ○ ○ ○ ○ ○ ○ ○ ○

Ejercicio

Notas, objetivos, acontecimientos diarios

Registro de alimentos

Alimentación	Tiempo	Inmediatamente	Después de 1 hora	Después de 3 horas

Realice un seguimiento de su dieta, estado de ánimo, comidas, calorías, medicamentos/suplementos, ejercicio, peso y cirugía de bypass gástrico.

Libro de registro de la manga gástrica

Fecha :   / /

Peso

Consumo de agua

1 Taza = 8 OZ

Medicamentos/suplementos

	bajo	medio	alto
Calidad del sueño	○	○	○
Nivel de energía	○	○	○
Nivel de actividad	○	○	○

Mi estado de ánimo

mal   normal   bien

Ejercicio

Notas, objetivos, acontecimientos diarios

Registro de alimentos

Alimentación	Tiempo	Inmediatamente	Después de 1 hora	Después de 3 horas

Realice un seguimiento de su dieta, estado de ánimo, comidas,
calorías, medicamentos/suplementos, ejercicio, peso y cirugía de bypass gástrico.

Libro de registro de la manga gástrica

Fecha : / /

Peso

Consumo de agua

1 Taza = 8 OZ

Medicamentos/suplementos

	bajo	medio	alto
Calidad del sueño	○	○	○
Nivel de energía	○	○	○
Nivel de actividad	○	○	○

Mi estado de ánimo

mal — normal — bien

○○○○○○○○○

Ejercicio

Notas, objetivos, acontecimientos diarios

Registro de alimentos

Alimentación	Tiempo	Inmediatamente	Después de 1 hora	Después de 3 horas

Realice un seguimiento de su dieta, estado de ánimo, comidas, calorías, medicamentos/suplementos, ejercicio, peso y cirugía de bypass gástrico.

Libro de registro de la manga gástrica

Fecha : / /

Peso

Consumo de agua

1 Taza = 8 OZ

Medicamentos/suplementos

	bajo	medio	alto
Calidad del sueño	○	○	○
Nivel de energía	○	○	○
Nivel de actividad	○	○	○

Mi estado de ánimo   mal   normal   bien   ○○○○○○○○○

Ejercicio

Notas, objetivos, acontecimientos diarios

Registro de alimentos

Alimentación	Tiempo	Inmediatamente	Después de 1 hora	Después de 3 horas

Realice un seguimiento de su dieta, estado de ánimo, comidas, calorías, medicamentos/suplementos, ejercicio, peso y cirugía de bypass gástrico.

Libro de registro de la manga gástrica

Fecha :   /   /

Peso

Consumo de agua

1 Taza = 8 OZ

	bajo	medio	alto
Calidad del sueño	○	○	○
Nivel de energía	○	○	○
Nivel de actividad	○	○	○

Medicamentos/suplementos

Mi estado de ánimo   mal · normal · bien
○○○○○○○○○

Ejercicio

Notas, objetivos, acontecimientos diarios

Registro de alimentos

Alimentación	Tiempo	Inmediatamente	Después de 1 hora	Después de 3 horas

Realice un seguimiento de su dieta, estado de ánimo, comidas, calorías, medicamentos/suplementos, ejercicio, peso y cirugía de bypass gástrico.

Libro de registro de la manga gástrica

Fecha : / /

Peso

Consumo de agua

1 Taza = 8 OZ

Medicamentos/suplementos

	bajo	medio	alto
Calidad del sueño	○	○	○
Nivel de energía	○	○	○
Nivel de actividad	○	○	○

Mi estado de ánimo   mal   normal   bien   ○○○○○○○○○

Ejercicio

Notas, objetivos, acontecimientos diarios

Registro de alimentos

Alimentación	Tiempo	Inmediatamente	Después de 1 hora	Después de 3 horas

Realice un seguimiento de su dieta, estado de ánimo, comidas, calorías, medicamentos/suplementos, ejercicio, peso y cirugía de bypass gástrico.

Libro de registro de la manga gástrica

Fecha :   /   /

Peso

Consumo de agua

1 Taza = 8 OZ

Medicamentos/suplementos

	bajo	medio	alto
Calidad del sueño	○	○	○
Nivel de energía	○	○	○
Nivel de actividad	○	○	○

Mi estado de ánimo   mal ─ normal ─ bien   ○○○○○○○○○

Ejercicio

Notas, objetivos, acontecimientos diarios

Registro de alimentos

Alimentación	Tiempo	Inmediatamente	Después de 1 hora	Después de 3 horas

*Realice un seguimiento de su dieta, estado de ánimo, comidas,
calorías,medicamentos/suplementos, ejercicio, peso y cirugía de bypass gástrico.*

Libro de registro de la manga gástrica

Fecha :   /   /

Peso

Medicamentos/suplementos

Consumo de agua

1 Taza = 8 OZ

	bajo	medio	alto
Calidad del sueño	○	○	○
Nivel de energía	○	○	○
Nivel de actividad	○	○	○

Mi estado de ánimo   mal — normal — bien   ○○○○○○○○○

Ejercicio

Notas, objetivos, acontecimientos diarios

Registro de alimentos

Alimentación	Tiempo	Inmediatamente	Después de 1 hora	Después de 3 horas

Realice un seguimiento de su dieta, estado de ánimo, comidas, calorías, medicamentos/suplementos, ejercicio, peso y cirugía de bypass gástrico.

Libro de registro de la manga gástrica

Fecha : / /

Peso

Consumo de agua

1 Taza = 8 OZ

Medicamentos/suplementos

	bajo	medio	alto
Calidad del sueño	○	○	○
Nivel de energía	○	○	○
Nivel de actividad	○	○	○

Mi estado de ánimo — mal / normal / bien

Ejercicio

Notas, objetivos, acontecimientos diarios

Registro de alimentos

Alimentación	Tiempo	Inmediatamente	Después de 1 hora	Después de 3 horas

Realice un seguimiento de su dieta, estado de ánimo, comidas, calorías, medicamentos/suplementos, ejercicio, peso y cirugía de bypass gástrico.

9 783986 089733